AF458847

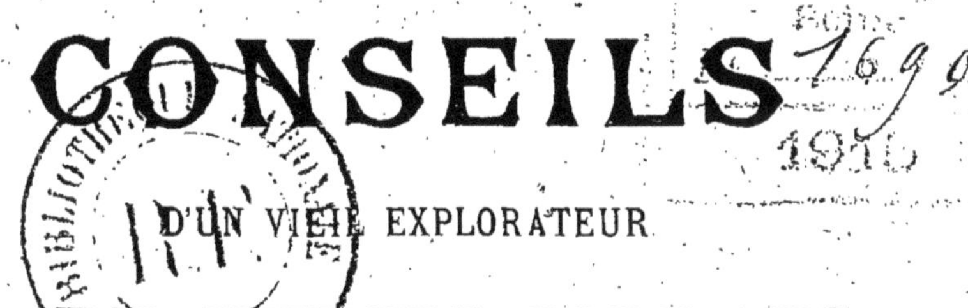

CONSEILS

D'UN VIEIL EXPLORATEUR

A DE JEUNES SOLDATS

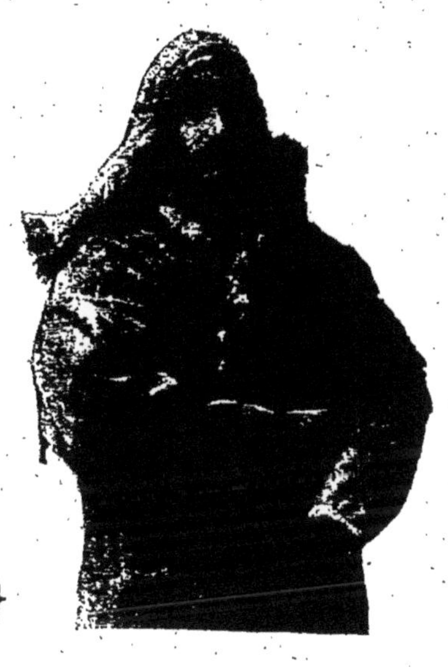

OFFERT

PAR

L'ASSISTANCE AUX DÉPOTS D'ÉCLOPÉS

72, Avenue des Champs-Élysées, 72

PARIS

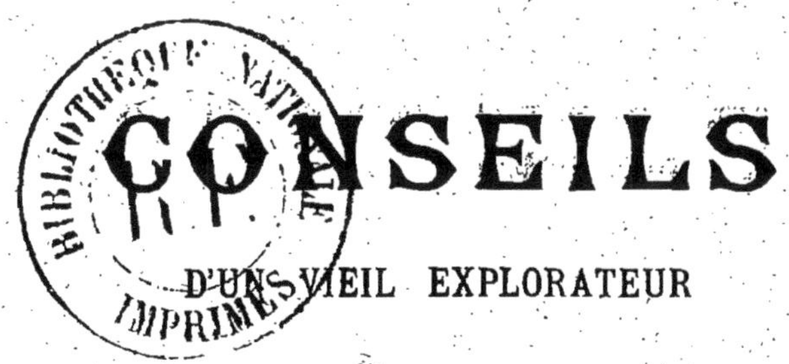

CONSEILS

D'UN VIEIL EXPLORATEUR

A DE JEUNES SOLDATS

Chacun cherche le moyen d'éviter à nos soldats les souffrances et les maladies.

Ces préoccupations si justifiées de mes compatriotes m'ont valu d'être invité à donner mon avis. « Vous qui avez été si longtemps explorateur, me dit-on, vous avez certainement acquis une expérience dont vous feriez bien de faire profiter nos jeunes soldats. »

Je ferai donc appel à mes souvenirs et je tâcherai de me rappeler comment je me suis défendu contre *le froid, le chaud, l'humidité, la pluie, le vent, la neige, la vermine, et le reste...*

Un de mes amis m'a indiqué, il y a quelque quarante ans, le moyen de ne rien oublier en préparant ma valise pour un départ : « Commence par la tête et finis par les pieds ». Ainsi ferai-je.

Commençons par le haut.

D'abord la tête. — Pour la garantir des froids moyens tels que ceux d'Europe, nous avons employé le bachlik que la *France de Demain* a répandu le plus possible, l'hiver dernier parmi nos soldats. Ce capuchon d'une coupe spéciale est en usage dans l'armée russe. Les Balkaniques s'en sont servis durant leurs campagnes. On le trouve aussi dans tous les pays à climat très rude de l'Asie Mineure et du Caucase. Fabriqué en feutre léger, souple et imperméable, il garantit de la pluie, du froid et du vent. On peut s'en envelopper la figure, on défend son nez, l'œil dont on n'a pas besoin, les oreilles, la nuque et le cou. C'est à la fois un capuchon et un cache-nez. Pendant la nuit sous la tente, ou en plein air, à la clarté des belles étoiles, le bachlik est bienvenu, il donne une agréable sensation de confort, d'un tout petit « home » et il écarte les maux de dents, les angines et les ophtalmies. Avec le très long turban de l'Asie, le bachlik est ce que nous connaissons de plus commode comme vêtement de la tête.

Pour le torse, nous avons employé le gilet de chasse et la chemise de flanelle. A défaut de celle-ci, tout simplement deux chemises de coton, l'une sur l'autre, faisant, hélas ! passer dessous celle de dessus, au bout d'un certain temps. Car le blanchissage est souvent impossible, ainsi que les soins de toilette. (Au Tibet, nous sommes restés trois mois sans pouvoir nous laver, même le bout du nez).

Pour les reins et le ventre, nous avons employé la ceinture de laine d'un usage si répandu et dont les bienfaits sont indiscutables.

Quant aux mains, nous ne nous sommes jamais servis de gants ; nous avons préféré les larges et longues manches asiatiques, si étroites à leur extrémité que la main passait tout juste. Aussi longtemps qu'on n'avait pas besoin des doigts, on les laissait à l'intérieur comme dans un manchon, et par le grand froid, on serrait l'ouverture de la manche, de manière que la chaleur du corps ne pouvait sortir ni le froid entrer par là.

Avait-on besoin des doigts, on les sortait, et la saillie du pouce suffisait à remonter cette sorte de manchon.

Dans les pays à hiver très rude, les gants moufles sont les meilleurs, on peut mettre les doigts ensemble, et on ne les laisse pas geler sans qu'on s'en aperçoive, comme il arrive lorsqu'ils sont séparés. En logeant à part le pouce et l'index qui presse la gachette, les moufles sont pratiques. Les Russes les suspendent souvent au cou par un cordon, de manière à n'avoir pas à les tenir, s'ils sortent leurs deux mains.

Descendons aux pieds. — Il va sans dire qu'une chaussure large et souple est de rigueur. A mon sens, la meilleure chaussure de voyage est la botte russe forte et légère à la fois, elle est excellente pour le piéton et pour le cavalier. On peut la monter plus haut que le genou à l'occasion. Elle permet de passer les gués profonds sans se mouiller, et les ruisseaux et les rivières dont les eaux sont basses.

Les vieux légionnaires font l'éloge des bandes de toile dont on entoure les pieds et les préfèrent aux chaussettes de laine.

Disons, entre parenthèse, que personne mieux qu'un vieux légionnaire, n'est capable de renseigner sur les « trucs » utiles aux soldats en campagne.

Nous sommes de l'avis des vieux légionnaires. Une toile de coton à trame lâche est excellente ; roulée adroitement, elle protège le pied et surtout les orteils. Ajoutez à cela du papier, si le froid est sibérien, et vous ne le craignez pas. Nous nous servions de toile fabriquée par les Indigènes. Elle coûtait peu, pesait peu, se lavait facilement sans savon et séchait rapidement. Car la question de blanchissage est très importante, on ne doit jamais la perdre de vue lorsqu'on s'équipe.

Lorsque nous avions du feu le soir, avant de passer la nuit, nous nous déchaussions, nous séchions nos chaussettes russes, et les chauffions. Et bien vite, nous les enroulions autour du pied, et pour ne pas perdre cette douce chaleur, nous enfilions nos bottes de suite.

Les chaussettes de laine se trouent rapidement, elle se feutrent, elles se lavent et sèchent difficilement. Trouées, elles sont une gêne pour le marcheur, et elles ne défendent pas du froid les orteils de l'homme au repos.

Voilà pourquoi, par expérience, nous sommes de l'avis des vieux légionnaires qui recommandent les chaussettes russes. Nous avons aussi employé des bandes en laine très minces contre les très grands froids.

J'ai ouï dire qu'un soldat ayant mangé de la **viande** crue l'avait trouvée bonne. Mais oui, la viande saine est excellente, même crue. Nous en avons fait usage fréquemment, et nous lui avons toujours trouvé plus de saveur que lorsqu'elle était cuite. Dans tout pays où le combustible est rare, l'usage de la viande crue, et même du poisson cru, est répandu.

On peut les manger sans crainte, avec l'assurance que quelques grains de sel en font des mets délicieux, surtout lorsqu'on a faim.

En voyage, nous avons toujours eu à nous louer du **sucre** et de la **graisse**. Deux kilos de sucre auraient peut-être pu sauver Scott, le héros du Pôle Sud qui succomba à 20 kilomètres du salut !

Et l'on ne saurait donner trop de sucre aux soldats, ni trop de lard. Cuit à l'avance, un peu salé, c'est un merveilleux aliment, toujours **prêt à être mangé. Nous le remplacions** en voyage par la graisse de mouton que nous avions fait préalablement bouillir et un peu saler.

Pendant l'été, en marche, lorsque la soif nous tourmentait, nous buvions par petites gorgées, en laissant séjourner le liquide sur la langue le plus longtemps possible. Par les chaleurs torrides d'Afrique et d'Asie, il est imprudent de ne pas boire à temps, lorsque la sueur cesse faute de liquide à l'intérieur du corps, la congestion arrive.

Avec 50, 60 et jusqu'à 70 degrés au soleil, la boisson s'échauffe naturellement. Si, c'est de l'eau puisée au hasard de la route, elle est écœurante. Aussi, autant que possible, avons-nous évité de boire de l'eau. Nous prenions la précaution, chaque fois que nous le pouvions, de faire du thé très léger à l'avance, pour nous désaltérer pendant l'effort. *On n'obtient pas des hommes qu'ils fassent bouillir une eau douteuse avant de la boire.* Il leur faut attendre qu'elle refroidisse.

Aussi, est-il bon de préparer à l'avance du thé très léger que l'on emporte dans le bidon (on n'a rien à craindre avec de l'eau bouillie), ou du café léger. Si l'on a un **morceau de** sucre dans sa poche, on en met une miette dans sa bouche, et l'on a une boisson agréable et remontante (grâce au sucre).

Durant une longue marche, si vous sentez venir le **mal de tête** sous l'ardeur du soleil, versez dans le creux de votre main un peu de l'eau de votre bidon et lavez-vous la tête ; le sommet, puis la nuque en dernier lieu. C'est un moyen d'écarter le coup de chaleur et l'insolation.

Il m'est arrivé en Afrique d'avoir des hommes voisins de l'**insolation**. Je leur bandais le front avec un mouchoir plié pour arrêter l'eau chaude dont je leur faisais arroser le dessus de la tête. Je faisais abriter du soleil le haut du corps, laissant seulement les jambes sous ses rayons. Et je faisais renouveler les arrosages d'eau chaude, à mesure que celle-ci s'évaporait.

En quelques heures, j'ai remis en état des indigènes qui marchaient en titubant, ce qui est un signe que la congestion est imminente, aussi bien chez l'homme que chez le cheval ou le chien, comme je l'ai constaté moi-même.

Au reste, les nègres de la Guyane guérissent les insolations par le procédé suivant :

ils pressent dans de l'eau des feuilles de cotonnier et des citrons, ajoutent du vinaigre et du sel, puis font chauffer le tout au plein soleil de midi. Lorsque le mélange est tiède, ils lavent assez longuement la partie atteinte. Ce n'est qu'après cette opération, au besoin répétée plusieurs jours qu'ils administrent une purgation au malade.

Un autre bienfait de l'eau chaude, c'est le **lavage** le soir, à l'étape, de tout le corps, si on en a la facilité, ou simplement des jambes et des pieds. Non pas un bain prolongé, mais un léger lavage rapide avec un chiffon qu'on passe sur le corps. Chaque fois que vous le pourrez, faites cela. Je l'ai appris des Chinois de l'intérieur.

Dans les déserts les plus brûlants, je m'enveloppais la tête d'un mouchoir lié derrière la nuque, et je me coiffais par dessus de mon bonnet de feutre. Je m'en suis bien trouvé. Le mouchoir mouillé de sueur avait un rôle utile. Songez au voile des Touaregs devant la bouche qui arrête l'humidité du souffle.

Les grandes soifs ne se réduisent qu'avec des **boissons très chaudes** (thé léger, café **léger**). A l'occasion, avant la marche, ne craignez pas d'en approvisionner votre estomac avec la prévoyance du chameau.

En marche, nous mangions du millet grillé, du biscuit mélangé de graisse un peu salée, et aussi des fruits séchés. Cela remonte, et permet d'allonger l'étape.

Nos biscuits étaient petits, à remplir le creux de la main, pour qu'il n'y ait pas de gaspillage, parce que petits, ils étaient toujours mangés jusqu'au bout. Il ne s'en perdait pas un morceau.

Nous n'avions pas oublié les bonbons variés qui redonnent vraiment du ton aux estomacs fatigués par les conserves. Ni le tabac, bien utile dans les marais pestilentiels et dans les attentes où rôde l'ennui.

Mais la **vermine** ? Nous nous en débarrassions un peu lorsque nous pouvions allumer du feu et nous déshabiller. On suspendait les vêtements au dessus de la flamme et alors... il y avait de petits crépitements. Par les temps chauds, nous exposions nos effets au grand soleil, le gibier égayé se promenait, et la chasse était plus facile.

En été, ne quittez pas vos ceintures la nuit,

si par hasard vous pouvez vous mettre à l'aise.

Pour coucher sur le sol humide, nous étendions une toile goudronnée. Lorsqu'on ne pouvait s'allonger, nous dormions grâce à notre habitude de croiser les jambes, assez bien abrités sous nos manteaux, en nous tenant assis sur un sac.

Nos soldats trouveraient à la longue ces « trucs », mais il vaut mieux les leur indiquer sans qu'ils aient à les apprendre à leurs dépens. Car beaucoup sont jeunes et sans les « rides de l'expérience ». Le vieil explorateur n'a cherché qu'à leur être utile et si ses conseils servent à quelques-uns, il sera bien content.

Gabriel BONVALOT.

P. S. — Un dernier mot : Lorsque vous vous battrez à la baïonnette avec les Boches, faites comme les boxeurs, ne surveillez pas leurs mains, mais leurs yeux, et « Rosalie » arrivera bonne première.

Paris. — Imprimerie des Arts et Manufactures,
8, rue du Sentier. (M. Barnagaud, imp.)

BIBLIOTHEQUE NATIONALE DE FRANCE
3 7531 04113328 2

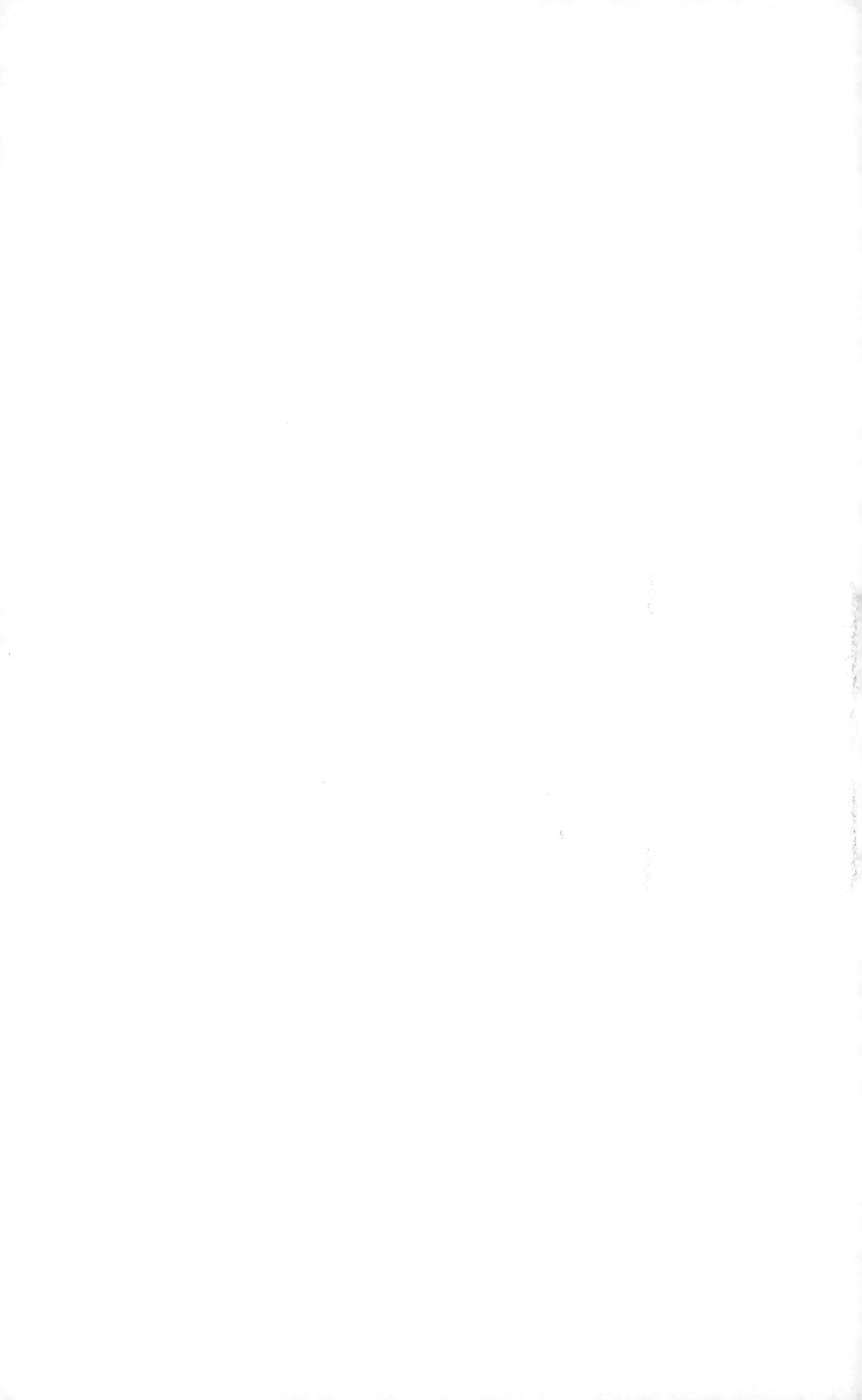

www.ingramcontent.com/pod-product-compliance
Ingram Content Group UK Ltd.
Pitfield, Milton Keynes, MK11 3LW, UK
UKHW021926230726
13925UKWH00007B/2429